NOUVEAU TRAITEMENT

DU CROUP

ET

DES ANGINES COUENNEUSES

PAR LES DOCTEURS

Télèphe P. DESMARTIS & Alphonse BOUCHÉ DE VITRAY.

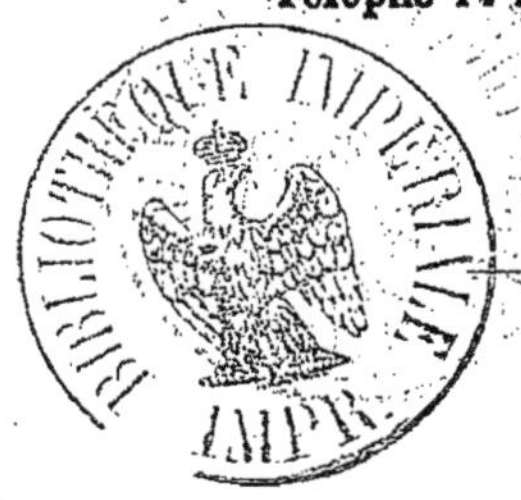

PARIS

J. B. BAILLIÈRE ET FILS,

Libraires de l'Académie Impériale de Médecine,

RUE HAUTEFEUILLE, 19 (CI-DEVANT RUE DE L'ÉCOLE-DE-MÉDECINE, 17).

Hip. BAILLIÈRE, à Londres,
219, Regent-Street.

BAILLY-BAILLIÈRE, à Madrid,
11, Calle del Principe.

Hip. & Ch. BAILLIÈRE Frères, à New-York,
440, Broadway.

1860

Nouveau Traitement

DU CROUP ET DES ANGINES COUENNEUSES

Par les Docteurs

Télèphe P. DESMARTIS et Alphonse BOUCHÉ DE VITRAY.

I.

Depuis plusieurs années, des observations multipliées d'angines couenneuses et croupales nous ont conduits à une théorie en dehors du dogme consacré par l'état actuel de la science. Les divers modes de traitements usités nous ont paru plus spéculatifs que curatifs; les insuccès à peu près constants de la thérapeutique du jour nous engagent à formuler notre innovation.

Nous continuions nos épreuves cliniques, lorsque la terrible épidémie d'angines couenneuses qui décimait les populations dans le département des Landes, devint un champ d'observations, où les expériences purent se faire sur une large échelle. L'un de nous, pour répondre à l'appel flatteur qui lui fut adressé par les populations de ces contrées, s'y transporta à trois reprises différentes. Le rapport qui fut publié à cette occasion (1) mit à jour les opinions de

(1) *Observations sur l'Epidémie d'Angine couenneuse qui règne dans le département des Landes.*

l'auteur; mais il s'abstint d'y mentionner avec détail les agents thérapeutiques dont il avait obtenu les résultats les plus favorables. Il voulut attendre que le temps et l'expérience les sanctionnassent. Aujourd'hui que, dans les angines couenneuses et croupales en même temps, la pratique a fait ressortir leur efficacité jusqu'à l'évidence, nous les proposons à nos confrères, et les présentons à leur jugement.

II.

Les maladies de nature angineuse et croupale rentrent dans le cadre des nosorganies parasitaires. C'est là le point de départ de notre système et du traitement que nous avons si heureusement employé.

La question des maladies phytorganiques, nouvellement écloses dans la science, a été, de notre part, l'objet d'une étude particulière. « Nous sommes convaincu, a écrit l'un » de nous, que l'on est loin, très-loin même, de connaître » le développement, les transformations, la nature spécifique » des minutissimes animés qui vivent aux dépens des êtres » d'un ordre supérieur; il y a dans cette étude tout un » monde pour l'étiologie, la prophylaxie et la thérapeutique » des maladies parasitaires. »

Mais il ne suffit pas que le parasitisme, à l'état hygide, soit reconnu comme cause ou manifestation de certains états morbides. Selon nous, il ne faudrait pas méconnaître le traitement qui est spécial : il faudrait le poursuivre dans les diverses phases protéennes qu'il revêt. Si les pathologistes sont arrêtés dans cette voie de progrès ; ce n'est certes pas que le terrain manquât sous leurs pieds.

Il est à regretter que les débats si animés qui ont eu lieu sur les transformations aient laissé encore tant d'obscurité sur cette importante question. Ainsi, l'on se demande si les parasites ne sont pas des transformations d'hématozoaires ou des globules animés (1) du sang? (2) s'ils ne sont pas une sécrétion hétéromorphe absorbant une portion de la vitalité? enfin, s'ils ne sont pas déposés de toute pièce, à l'état rudimentaire, par l'air ambiant *loco dolendo*, où ils se développent lorsqu'ils rencontrent un terrain fertile?

Quoiqu'il en soit, et nous l'avons dit ailleurs, le parasitisme phytorganique ou zoogénique, peu abondant et inoffensif, pendant qu'existe l'équilibre du principe vital, semble être à l'affût de l'affaiblissement de l'organisme pour se développer en quantité, acquérir plus de vigueur, subir peut-être d'autres métamorphoses et activer l'état morbide qui tend à se produire.

---

(1) Dans un travail sur les globules sanguins, dit un éminent chimiste, je considère les globules de ce liquide comme animalcules, sortes d'infusoires, composés de fibrine, d'albumine et de phosphate de fer, animés d'un mouvement de vie qui concourt à la fluidité et à la circulation du sang. Et cette opinion explique jusqu'à un certain point la mort par intoxication. (Couerbe. *Faits pour servir à la physiologie de la vigne, considérés dans leur rapport avec l'oïdium*).

(2) Chaque jour les pionniers des sciences naturelles découvrent que bien des êtres ne sont que des transformations les uns des autres. C'est ainsi que les travaux récents des naturalistes considèrent les *Médusaires* comme une phase de développement de certains polypiers. Ces polypes sont donc, comparativement aux méduses, ce que le mycélium capillaire ou le byssus filamenteux est à la genèse mycologique, ce que des sclétorium sont aux claviceps, ce que l'ergot de carex est à certaines pézizes.

La science Carcinologique offre dans les Lernéides parasites des exemples frappants de métamorphoses ou plutôt d'hypertrophie et

Ainsi, dans les affections qui font l'objet de ce travail, le *Leptotrix Buccalis,* ces algues granuleuses, hérissées de petits filaments, et tout-à-fait minutissimes, qui existent d'une manière constante dans l'arrière-gorge, ne sont-ils pas le parasite impuissant, sous cet état protéen, qui n'attend qu'une occasion pour se développer, changer de forme, et devenir éminemment funeste et contagieux ?

Cette étiologie s'applique directement, nous l'avons déjà dit, aux affections couenneuses et croupales, et des idées théoriques qui précèdent découle un traitement que le succès est venu justifier.

III.

OBSERVATIONS.

PREMIÈRE OBSERVATION.

Croup.

Appelés en Décembre auprès d'un enfant âgé de deux ans, fils de M. ***, maître voiturier, rue du Réservoir, 25, nous constatâmes l'état suivant :

Tempérament lymphatico-sanguin; bonne constitution

---

de déformation : ces crustacés se soudent sur les animaux, leurs tributaires, et la configuration qu'ils acquièrent alors les rendent méconnaissables.

La découverte, toute moderne, de la génération alternante, vient encore prouver combien les formes d'une même entité peuvent être variées.

Les spermatozaires, au milieu de la liqueur spermatique, en sont des exemples ; de même que le strongle armatus minor (*sclérostome.* Duj.), qui se trouve dans certains anévrismes des solipèdes ; de même encore les helminthes lombricoïdes qui se forment dans les intestins du fœtus.

en apparence. L'invasion datait de 24 heures, et la maladie avait atteint les proportions attribuées à la deuxième période; elle se traduisait alors par ses phénomènes caractéristiques : toux croupale, c'est-à-dire sourde et rauque, dyspnée, aphonie incomplète.

Médication : Vomitif, matin et soir, avec turbith minéral. Les vomissements, facilement provoqués, sont chargés de lambeaux pseudo-membraneux, et nagent dans des matières albuminoïdes. En même temps, application sur la partie antérieure du cou de compresses imbibées d'Eau de Mettemberg, incessamment renouvelées; suc d'Euphorbe en collutoire; boisson et lavement d'eau vineuse.

Durée trois jours; guérison confirmée les jours suivants.

Quelque temps après, il y eut une récidive. En notre absence, les parents recoururent aux médicaments qui restaient, et les accidents disparurent.

. . . .

DEUXIÈME OBSERVATION.

Albert Géraud, rue Française, n° 12, enfant âgé de deux ans : tempérament mixte, constitution assez bonne, a été soumis à notre observation et confié à nos soins le quatrième jour de l'invasion de la maladie. A cette même époque, M. Louis Desmartis (père) avait également été appelé, et avait diagnostiqué un croup à son début. Croup.

Les symptômes de la première période appartenaient à la commémoration; ils résumaient une affection catarrhale en apparence, avec cette particularité que la toux avait un caractère très-marqué de raucité.

Evidemment, nous étions en présence des accidents qui signalent le passage de la deuxième à la troisième période, c'est-à-dire : toux caractéristique, voix voilée, suffocations, rejet de fausses membranes, provoqué surtout, par l'introduction d'une cuiller pour examiner l'arrière-gorge. Le petit malade n'avait aucune trace de taches pultacées. Il est vrai que nous ne les avons observées que très-rarement.

Médication : Comme devant; résultat semblable.

Cette rareté de taches pultacées, nous entraînent à dire que dans les nombreux cas de la funeste maladie qu'il nous a été donné d'observer, nous n'avons, en aucune circonstance, constaté ni sous la langue, ni sur la luette, ni sur les amygdales, ces aphtes (*oïdium albicans*) que certains auteurs, qui font autorité, indiquent comme phénomènes précurseurs du croup. Il est vrai que nous n'avons guère été appelé que dans les graves conditions de croup confirmé et qu'alors ses préludes avaient pu disparaître.

En outre, l'appareil fébrile, que l'on range également parmi les indices précurseurs, ne nous a jamais apparu dans ces conditions. Au contraire, pour nous, les symptômes de fièvre, l'accélération et la plénitude du pouls, la chaleur cutanée, les sueurs générales ont toujours été des manifestations du meilleur augure, les signes d'une crise heureuse, durant le cours des affections croupales.

On ne saurait donc trop favoriser la transpiration en enveloppant les enfants dans des étoffes de laine, en les couvrant avec soin dans leur lit, en un mot, en utilisant tous les moyens qui provoquent la chaleur.

TROISIÈME OBSERVATION.

Croup. L'enfant de M. Dirck, rue Terres-de-Bordes, n° 38, est âgé de trois ans et demi; le tempérament offre la prédominance lymphatique de l'enfance; cependant son organisation paraît dans des conditions compatibles avec la conservation de la santé.

A l'époque où nous voyions le malade, les quintes de toux croupale, la suffocation concomitantes, la bouffissure de la face, l'aphonie et la respiration précipitée entre les quintes, la teinte violacée des lèvres forment un groupe de phénomènes caractéristiques de la deuxième période avancée.

Médication : Une potion contenant 30 centigrammes turbith minéral, administrée à doses brisées, produit trois ou quatre effets vomitifs et favorise, par les secousses qu'elle détermine, l'expulsion de concrétions membraniformes.

Eau vineuse donnée en tisane et en lavements;
Collutoire de suc d'Euphorbe;
Compresses imbibées d'Eau de Mettemberg.

Les matières rejetées par les selles contiennent des pseudomembranes identiques, en apparence, aux fausses membranes croupales du larynx.

Deux jours s'écoulent et le malade est guéri.

QUATRIÈME OBSERVATION.

Angine couenneuse.

M. Picard, âgé de quatorze ans, sculpteur, domicilié rue Porte-Dijeaux, n° 59, d'un tempérament lymphatico-bilieux, assez bien constitué, éprouvait, depuis plusieurs jours, une gêne de la déglutition et une douleur à la région sus-laryngée. Il n'y avait pas de pyrexie, mais des courbatures et un malaise général.

Le toucher extérieur et latéral de la région sous-maxillaire fait ressentir de la souffrance au jeune malade, et l'on perçoit une induration qui indique une hypertrophie tonsillaire; l'examen *de visu* du fond de la bouche nous montre une angine couenneuse qui envahit les piliers et les amygdales; il y a, en outre, staphylite et gonflement des parties environnantes.

Médication : Au moyen de l'extrémité aplatie d'une cuiller, nous enlevons, de toute pièce, les agrégats morbides.

Des gargarismes avec le suc d'Euphorbe, le badigeonnage de la cavité buccale avec un collutoire miellé au sous-deuto sulfate d'hydrargyre, amènent la guérison en quatre ou cinq jours.

Notons qu'il y a eu rechute et nouvelle guérison par l'emploi des mêmes moyens.

C'est ici le lieu de faire observer que la meilleure prophylaxie contre ces rechutes est l'observation rigoureuse de l'hygiène de la bouche, au moyen des élixirs chargés d'essence de menthe, de lavande, etc.

CINQUIÈME OBSERVATION.

Croup. L'enfant de M. ***, dont le domicile fait l'angle des rues Piliers-de-Tutelles et du Pont de la Mousque, était arrivé au quatrième jour de la maladie, lorsqu'on réclama notre intervention.

Chez ce petit malade, âgé de deux ans et demi, la prédominance des systèmes lymphatique et nerveux donnait à l'organisme en général une apparence de débilité et d'anémie. On observait en lui une intelligence prématurée dans les intervalles lucides que lui laissait l'ensemble des désordres morbides que nous allons esquisser à grands traits :

Une toux rauque et sourde se fait entendre par saccades; l'inspiration est fréquente, grave et profonde; l'expiration est sibilante; un bruissement trachéal masque le bruit respiratoire; des vomissements, provoqués par les quintes, donnent issue à des flocons mucoso-albumineux charriant des lambeaux de pseudo-membranes; la face est parfois vultueuse; la distension par le sang fait saillir les jugulaires; la tête, portée en arrière, accuse des attaques d'orthopnée faisant craindre l'asphyxie; le pouls est rapide, irrégulier; l'aphonie est complète. Ce sont évidemment les indices qui caractérisent le passage de la deuxième à la troisième période.

Un fait insolite s'est présenté en cette circonstance : c'est l'emphysème de tout le côté droit du thorax; accident qui provenait assurément d'un traumatisme du parenchyme pulmonaire, occasionné par les efforts de la toux.

Médication : La multiplicité de nos observations nous dispense d'entrer dans des détails thérapeutiques qui, d'ailleurs, seront développés ultérieurement; nous dirons seulement que le vomitif au turbith minéral a été plusieurs fois répété et suivi du rejet abondant de fragments membraniformes; que les applications de compresses imbibées fréquemment d'Eau de Mettemberg ont déterminé la rubéfaction phlycténoïde de la partie antérieure du cou; que le suc d'Euphorbe pur a été employé en collutoire et, à faible dose, en lavement, mêlé avec du vin. Boisson, eau vineuse.

Pendant quatre jours, la durée prolongée des rémissions nous portait à diagnostiquer une amélioration, et justifiait un espoir fondé en apparence, lorsque les deux jours suivants, les accès d'orthopnée se multipliant, amenèrent, en dernier résultat, l'asphyxie et la mort.

Nous nous étions proposé l'écouvillonnement, avec un pinceau ou une plume (1) chargé de suc d'Euphorbe; sorte de tubage que nous avons maintes fois pratiqué à l'orifice de la glotte et jusque dans le larynx. Cette opération détache

(1) Tandis que les chirurgiens du jour modifient à l'infini la bronchotomie : trachéotomie, laryngo-trachéotomie, laryngotomie, laryngotomie sous-hyoïdienne, et tous les modes de *bistouriser* le larynx; tandis que les médecins, les fabricants d'instruments de chirurgie, modernes, s'efforcent pour éviter les opérations sanglantes, d'inventer des engins qui introduits par la bouche, puissent

des portions concrétées, provoque des vomissements, et avec eux, l'expulsion des mêmes agrégats, au milieu de flocons albuminoïdes, leur magma naturel. Mais les parents s'y étant formellement opposés, nous n'avons pu y recourir en cette circonstance. L'induction que nous allons tirer de cette omission forcée mettra à jour l'importance que nous y attachons.

En présence des accidents formidables de quintes de toux croupale et d'asphyxie imminente, on réclama, en consultation, MM. les docteurs Desmartis père et Dénucé. La délibération qui eut lieu décida la continuation des moyens précédemment employés. On reconnut l'inopportunité de la trachéotomie, précisément à cause de l'envahissement, par les fausses membranes, de tout le tube respiratoire, depuis la glotte jusqu'aux ramifications bronchiques.

Nécropsie : La trachée et les bronches ne contenaient plus de fausses membranes. Seulement, quelques flocons minutissimes, à texture molle, diffluente, revêtaient, à de rares intervalles, la muqueuse pointillée. Dans ces mêmes endroits, on remarquait de petites taches rouges.

Notre attention fut attirée sur un bourrelet de fausses membranes, fixé au repli glosso-épiglottique. Dès-lors, il fut évident pour nous que les matières concrétées, rejetées en grand nombre par les efforts des vomissements, ne s'étant plus reproduites, nos moyens d'action avaient exercé

servir de filets tracteurs pour arracher les pseudo-membranes ; le vulgaire, dans les compagnes, pratique avec avantage le sondage du larynx, au moyen d'une longue penne de volatille. A cet effet, on recourbe l'extrémité tubulée et tronquée au préalable de la plume ; on l'introduit profondément dans le conduit aérien et on la retire rapidement ; de cette manière, les barbes emplumées se trouvant en sens contraire à leur implantation, se redressent et entraînent les pseudo-membranes. — Nous croyons que par ce moyen, simple et élémentaire, on a résolu le problème de la bronchotomie. Nous ne saurions trop lui donner de publicité.

leur spécifité, à laquelle avait résisté le bourrelet, que nous venons de signaler, protégé qu'il était par la base de l'épiglotte et par sa situation particulière. Il est rationnel d'admettre qu'il fut la cause matérielle de l'asphyxie ou du spasme épiglottique qui a déterminé la mort, et que, s'il nous eût été facultatif de l'en déloger par l'écouvillonnement, nous eussions prévenu le dénouement funeste.

Donc, bien que ce cas de croup se soit fatalement terminé, nous nous croyons en droit de tirer des détails qui précèdent une induction favorable à notre médication.

SIXIÈME OBSERVATION.

L'enfant du sieur Jean Miginettet, rue Ségalier, nº 17, a été vu en consultation avec le docteur Boussiron. (1)

Croup et Angine couenneuse.

Tempérament lymphatique, constitution assez débile; âge : quatre ans; malade depuis cinq jours.

Malgré l'émétique uni à l'ipéca, malgré l'albumine, malgré les frictions d'huile de croton-tiglium, malgré le chlorate de potasse, malgré les cautérisations par l'azotate d'argent, les symptômes du croup et d'angine couenneuse avaient simultanément continué leur marche envahissante.

Le petit malade, mourant, avait atteint la troisième période, et offrait : toux croupale à l'excès, fausses membranes tapissant toute la bouche, tandis que d'autres étaient rejetées par le vomissement; suffocation imminente.

Médication : Turbith minéral en potion vomitive; collutoire composé de Turbith minéral, 2 grammes.

Suc d'Euphorbe, } aâ 60 centigrammes.
Miel rosat, }

M. S. A.

(1) Cet honorable confrère, qui avait eu connaissance des succès que notre médication avait obtenus, nous appela en consultation dans cette circonstance, qu'il considérait comme des plus graves.

— Dans ce mélange on plongea un pinceau avec lequel on badigeonna fortement l'arrière-gorge, toutes les deux heures.

En cette circonstance, les vomissements par le turbith n'ont eu lieu qu'à la suite du badigeonnage sur l'arrière-gorge.

Pour prévenir la tolérance, on revint au tartatre antimonié de potasse uni à l'ipéca.

Boisson et lavement d'eau vineuse; application à la partie antérieure du cou de compresses fréquemment imbibées d'Eau de Mettemberg.

Les selles provoquées par le turbith ou par les lavements fournissaient des pseudo-membranes, de même apparence que celles de la gorge. (Serait-ce des pseudo-membranes qui auraient passé par la déglutition dans le tube digestif, et qui auraient dû leur intégrité à la vitalité dont elles sont douées, ou bien encore seraient-elles la manifestation d'une cachexie ?)

Cinq ou six jours après, l'enfant fut totalement guéri.

SEPTIÈME OBSERVATION.

Croup. Alphonsine *****, rue Courbin, nous fut adressée par M. Franceschi, pharmacien. Elle est âgée de trente mois, d'un tempérament lymphatico-nerveux, d'une constitution délicate. Elle éprouvait, depuis quatre jours, les phénomènes spéciaux du croup : toux sèche et rauque, voix enrouée, respiration gênée et bruyante, propension au sommeil qui, le plus souvent le soir, était brusquement interrompu par des accès de dyspnée.

A notre arrivée, on nous montra quelques portions membraniformes concrétées, au milieu de matières diffluentes, albuminoïdes, avec des stries de sang. Les symptômes commémoratifs acquirent, sous nos yeux, les proportions qui caractérisent la seconde période confirmée. Les rémissions devenaient de plus en plus courtes, le pouls était moins développé ; l'aphonie avait remplacé l'enrouement vocal; la petite malade, réveillée en sursaut par la suffocation, se mettait sur son séant pour reprendre haleine ; la face était d'une pâleur jaunâtre ; la tête se renversait en arrière.

Médication : Nous débutâmes par écouvillonner l'orifice de la glotte avec un pinceau chargé de suc d'Euphorbe ; le vomissement de fragments concrétés et de matière diffluente est toujours la conséquence de cette opération. Nous obtînmes les mêmes résultats à l'aide du tartrate de potasse antimonié uni à l'ipéca.

Nous fîmes une application constante de compresses incessamment imbibées d'Eau de Mettemberg, qui produisirent une forte vésication.

Observons, en passant, que, dans la période de cachexie, alors que les vésicatoires de cantharides sont vulgairement employés, et que la surface cutanée, dépouillée de l'épiderme, se revêt d'un enduit plastique, analogue aux concrétions croupales, la vésication obtenue par ce dernier moyen n'a jamais présenté un effet semblable.

Un épiphénomène, qui a eu lieu dans le cours de la maladie, vient à l'appui de ce que nous avons dit ailleurs à propos de la théorie de M. Vernhe. On sait qu'elle consiste à présenter les angines couenneuses et croupales comme des éruptions refoulées de l'extérieur à l'intérieur; en d'autres termes, que ce sont des protées de la rougeole, de la scarlatine, des fièvres éruptives. Partant de cette donnée, on est en droit d'espérer une action immunitaire contre les maladies croupales, de l'ingestion de la belladone et des solanées, dont une des propriétés est de provoquer des éruptions artificielles.

Après deux ou trois jours de traitement, toute la surface cutanée se couvrit, pendant quelques heures, d'un exanthème scarlatiniforme, qui dégénéra en efflorescences à peine sensibles et disparut rapidement. Nous administrâmes alors le sirop de belladone; et, sous l'influence de cette action spéciale, signalée précédemment, l'éruption reparut et persista pendant quarante-huit heures. Mais ce qui mérite de fixer l'attention, c'est que, durant cet espace de temps, il y eut un amendement remarquable dans la manifestation des phénomènes morbides du larynx.

Ceux-ci furent enrayés sous l'influence de notre médication, mais par gradation, au fur et à mesure que la vitalité normale reconstituée favorisa la réaction.

HUITIÈME OBSERVATION.

Angine couenneuse.

Mlle Henriette ***, rue Lavie, âgée de 19 ans, d'un tempérament lymphatique, était atteinte dans le principe de symptômes typhoïdes, avec une fièvre à type périodique, quotidien, concomittante; une angine couenneuse vint se greffer sur cet état morbide.

Durée de la maladie : 21 jours. Guérison.

Médication : Potion narcotique avec chlorate de potasse, qui produit de la sédation, mais n'enraye nullement l'état de plasticité de la muqueuse buccale.

Eau vineuse pour boisson;

Gargarisme et collutoire au turbith minéral.

En vingt-quatre heures, les pseudo-membranes commencent à se détacher; mais au fur et à mesure que s'opère leur élimination il survient une fièvre intermittente quotidienne, qui guérit sous l'influence de pilules faites avec du valérianate de zinc et du sulfate de quinine.

Complication de diarrhée, que nous considérons d'abord comme une crise heureuse, mais qui bientôt, fatigant par trop la malade, a été combattue avec succès par des pilules composées d'extrait d'Inula dysenterica (30 centigrammes par pilule, à prendre toutes les deux heures, ou à des distances plus rapprochées, suivant l'intensité diarrhéïque).

NEUVIÈME OBSERVATION.

Croup.

Marie B***, âgée de trois ans, domiciliée rue Beley, près Vincennes, commune de Caudéran, est d'un tempérament lymphatico-sanguin, et d'une constitution débile.

Symptômes : L'enfant est pris subitement, durant une nuit du mois de Décembre, de toux croupale et de suffocation violente; la respiration est hâletante, râlante; la voix est voilée.

L'auscultation fait entendre un bruit de râle trachéal, semblable à celui que produit un corps étranger flottant.

Une cuiller introduite jusqu'à l'arrière-gorge, pour examiner s'il y existe des fausses membranes, produit naturellement des nausées et le rejet, par le vomissement, de fragments pseudo-membraneux carastéristiques.

Médication : Vomitif avec le turbith minéral; rejet immédiat d'un amas de pseudo-membranes, suivi d'un magma mucoso-albuminoïde.

Dans la journée, collutoire suivant :

Turbith minéral, 2 grammes.
Sirop de mûres, }
Miel rosat, } aâ 30 centigrammes.
M. S. A.

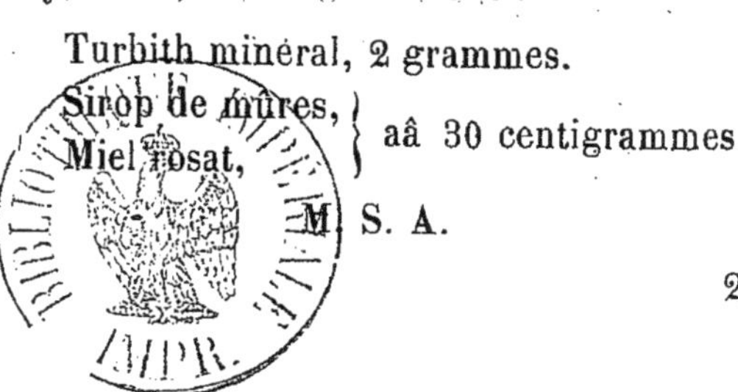

Immédiatement après les vomissements, l'enfant parut débarrassé de tout principe morbide; et, en effet, la guérison eut lieu sans récidive.

DIXIÈME OBSERVATION.

Angine couenneuse.

M. Régis, chemin de Pessac, n° 55, âgé de vingt-trois à vingt-quatre ans, est d'un tempérament mixte, avec prédominance lymphatique.

Commémoration : Les deux premiers jours, amygdalite simple en apparence, *sans pyrexie,* présentant quelques traces de diphthérite et peu de gêne de la déglutition.

Le lendemain, nous observons nous-mêmes les symptômes pathognomoniques de la maladie. Les muqueuses du larynx, des amygdales, du voile du palais, de ses piliers, de la langue et des parois buccales étaient entièrement tapissés de concrétions d'un blanc jaunâtre; la luette, démesurément hypertrophiée, offrait le même aspect; les commissures labiales et les narines étaient débordées par les pseudo-membranes ; l'engorgement ganglionnaire s'était développé simultanément; il y avait anxiété, abattement et souffrance. La situation était saisissante.

Médication : Premier et deuxième jour, une potion chargée de chlorate de potasse est donnée sans succès.

Troisième jour, aggravation des symptômes. Vomitif avec le turbith minéral, à la dose de 40 centigrammes ; gargarismes faits avec un mélange de sucs d'Euphorbe et de Chélidoine (*Chelidonium Majus*) ; compresses d'Eau de Mettemberg, placées à la partie antérieure du cou et incessamment renouvelées.

Vin vieux additionné d'eau pour boisson.

Quatrième jour, péril croissant. Même vomitif le matin ;

continuation des mêmes moyens; en plus, collutoire au turbith minéral et poudre olfactive ainsi composée :

Oléo-sucre, 8 grammes ;
Camphre porphyrisé, 4 grammes ;
Turbith minéral, 3 grammes.

Cinquième jour, même médication. Les fausses membranes se détachent et laissent à nu la muqueuse.

Mais la végétation cryptogamique repullule à plusieurs reprises. Ce n'est qu'après une modification complète du stratum, que l'élément mycologique, ne se trouvant plus dans un milieu convenable, ne se montre que comme une plante dépaysée.

Pendant une semaine, il y a oscillation dans les accidents, qui disparaissent enfin complètement dans le second septenaire de la maladie.

Dans l'espèce, nous avons encore remarqué combien est utile l'hygiène de la bouche par les alcoolats chargés d'huiles essentielles; ces préparations hâtent, dans la convalescence, la disparition des accidents consécutifs.

On a beaucoup parlé des paralysies consécutives aux maladies diphthéritiques. Nous avons observé, dans cette circonstance, non une paralysie complète, mais un affaiblissement considérable de l'organe de la vision. Le malade voyait comme à travers un brouillard, lorsqu'il regardait fixement un objet; et la pupille devenait, chaque jour, de moins en moins contractile.

Ces derniers accidents se prolongèrent un mois environ. Ils ne cessèrent que par l'emploi de l'iodure de potassium à haute dose, comme modificateur (10 à 15 grammes par demi-bouteille).

Aujourd'hui, il a entièrement recouvré la vue.

ONZIÈME OBSERVATION.

Croup et Angine couenneuse.

Mlle Louise Chadefau, rue Boule-du-Pétal, n° 13, âgée de dix ans, d'un tempérament lymphatico-bilieux, assez bien constituée, éprouve (le 20 Janvier) un enrouement et une gêne de l'arrière-gorge, qui va croissant jusqu'au 22.

Dans la soirée de ce jour, M. Desmartis père est appelé auprès de la malade, et constate une angine couenneuse et croupale très-caractérisée : Les pseudo-membranes couvrent les amygdales, dont le volume est considérablement augmenté; la luette, énormément hypertrophiée, apparaît comme un appendice blanchâtre; toutes les parties de l'arrière-gorge, qui ne sont pas tapissées par les concrétions, sont d'un rouge violacé.

La toux est rauque, croupale; la respiration est difficile; l'aphonie est telle que les paroles ne sont qu'un souffle inarticulé.

Prescriptions : Vomitif avec le turbith minéral;
Collutoire avec la même substance;
Eau vineuse pour boisson.

23. Dès le matin de bonne heure, M. Desmartis père et nous, constatons que malgré la médication, les pseudo-membranes ont continué à envahir la bouche; la malade fait entendre une toux rauque, pénible; la respiration est anxieuse; la déglutition difficile; l'aphonie complète.

Même médication, à laquelle nous ajoutons des gargarismes fréquents avec le suc d'Euphorbe, des compresses d'Eau de Mettemberg à la partie antérieure du cou, et une poudre olfactive avec l'oléo-sucre, le camphre et le turbith minéral.

Le soir, aucun changement.

Dans la nuit, vers deux heures, on nous fait appeler. La malade suffoque; les fausses membranes, le boursoufflement de toutes les parties de l'arrière-gorge encombrent et empêchent l'introduction de l'air.

Une sonde introduite dans le larynx désobstrue et produit une amélioration; la figure, qui était grippée, hippocratique, reprend une expression de calme, et le pouls, qui était à peine perceptible, se relève.

Nous badigeonnons les parois buccales et surtout l'arrière-gorge, avec un pinceau trempé alternativement dans le suc d'Euphorbe et dans le collutoire au turbith.

Pour dissiper le boursoufflement, au moyen d'un bistouri entouré d'un linge, et dont la pointe seule fait saillie, nous pratiquons des mouchetures sur le voile du palais et sur les amygdales; il se produit aussitôt un dégorgement et une amélioration, par la suppression de la cause mécanique.

Le 24, la malade est abattue; les phénomènes spéciaux sont moindres; mais les symptômes inflammatoires sont poussés à leur summum d'intensité; la respiration est presque impossible.

Un nouveau sondage du larynx, de nouvelles mouchetures amènent une nouvelle amélioration.

Dans la soirée, l'aphonie se dissipe, et la malade commence à articuler quelques mots.

Elle ressent les stades caractéristiques de la fièvre intermittente : compresses d'*Eau sédative* sur le front et autour des poignets.

25. Même état. — *Médication* : Collutoire au turbith; gargarisme d'Euphorbe; poudre olfactive; eau vineuse pour tisane.

Le soir, symptômes fébriles, qui sont amendés par les compresses d'eau sédative.

26. Même état ; même médication.

Pilules au sulfate de quinine.

Le soir, l'état fébrile reparaît, mais avec moins d'intensité.

27. Les accidents diphthéritiques et les phénomènes inflammatoires reparaissent avec force ; nouveau vomitif. La langue devient très-volumineuse ; les masséters se contractent.

Devant cet état complexe où les éléments inflammatoires et diphthéritiques marchent de pair, nous employons la glace tenue par fragments en permanence dans la bouche. Cette médication amène en trois jours la malade à la convalescence.

La théorie de la contagiosité de cette maladie recueille ici une confirmation nouvelle. Deux membres de la famille, le frère et la belle-sœur, ont contracté l'angine couenneuse en soignant cette jeune fille. Les médicaments qui restaient encore ont guéri le premier ; l'autre, plus gravement affectée, a dû sa guérison à un vomitif de turbith, à un collutoire fait avec la même substance, et à des frictions avec des essences.

DOUZIÈME OBSERVATION.

Croup. Déjà de nombreux résultats avaient sanctionné notre mode d'agir à l'endroit des affections croupales, lorsqu'une dépêche télégraphique nous manda en consultation à Mussidan (Dordogne), pour l'enfant de Madame veuve Rousseau.

Le docteur Piotay, médecin de la maison, s'étant donné la peine de venir au-devant de nous, nous conduisit auprès du jeune malade, et nous donna les détails suivants :

L'enfant est âgé de neuf ans; d'un tempérament lymphatico-nerveux, d'une constitution délicate.

Depuis cinq jours qu'avait débuté le mal, malgré la médication habituelle, administrée *ab ovo* et avec énergie, le croup était arrivé à la troisième période, et se traduisait par une suffocation presque asphyxique, un état d'angoisse impossible à décrire, une pâleur cadavéreuse de la face et le rejet abondant de fausses membranes. Les forces étaient prostrées, le pouls et les mouvements du cœur de moins en moins perceptibles, les traits grippés, les paupières mi-closes, les yeux, à peine mobiles et atones; la tête était rejetée en arrière, un état anesthésique était manifeste; la mort imminente.

Sept médecins avaient été successivement appelés en consultation, entre autres M...., de Bergerac, et M...., de Périgueux. Ils avaient déclaré toute médication inutile.

C'est dans ces circonstances extrêmes que nous voyons le malade; et voici quelle est la médication que nous employons pendant la journée qui lui est consacrée :

1° Collutoire au suc d'Euphorbe au moyen d'un pinceau trempé dans ce suc végétal; écouvillonnement sous-épiglottique, qui provoque, chaque fois, par le vomissement, le rejet de fausses membranes.

2° Le suc d'Euphorbe est également administré par cuillerées à café, à doses réfractées, répétées à des distances assez éloignées, en raison de l'état de faiblesse extrême du petit malade.

3° Eau de Mettemberg, employée en compresses à la partie antérieure du cou, et renouvelée toutes les minutes, jusqu'à effet vésicant.

4° Bain général sinapisé.

5° Vin et eau vineuse pour boisson.

6° Lavements de vin pur et de suc d'Euphorbe.

Les selles, provoquées par ce dernier moyen, contiennent de fausses membranes analogues aux concrétions expulsées par les vomissements.

Pour être dans le vrai, nous devons ajouter que le suc d'Euphorbe nous manquant vers la fin, nous y suppléâmes par le suc de Chélidoine (*Chelidonium Majus*), plante que nous recueillîmes nous-même dans les environs.

A notre départ, vers six heures du soir, nous laissons l'enfant dans le même état de léthalité, et si notre médication a prolongé la vie, elle ne paraît, en définitive, guère plus concluante que le traitement antérieur.

Le lendemain, nous fûmes heureux d'apprendre, par une seconde dépêche télégraphique, que, jusqu'à minuit, la mort avait été imminente; mais qu'à dater de ce moment, le petit malade était réellement revenu à la vie. Le mieux se soutint et la guérison suivit.

Que conclure de ce fait ?

Que malgré les diverses médications, parfaitement orthodoxes d'ailleurs, dans l'état actuel de la science, la maladie avait parcouru ses trois périodes ; qu'à notre arrivée, elle avait atteint un tel degré d'intensité, que nos confrères avaient jugé le malade hors d'état de supporter l'épreuve de la trachéotomie; qu'enfin, c'est par l'influence spécifique des moyens que nous avons employés sous les yeux du docteur Piotay, que le malade est réellement revenu à la vie.

Nous devons ajouter que ce confrère, en nous apprenant le surlendemain la confirmation de cette guérison presque miraculeuse, manifesta, avec cette loyauté qui le distingue si éminemment, l'opinion que nous exprimons aujourd'hui sur l'efficacité, bien évidente, de notre traitement anti-croupal.

Singulière coïncidence ! Lorsque nous proposâmes l'administration de l'Euphorbe, M. Piotay nous donna les renseignements suivants ; nous ne pouvons mieux les faire ressortir qu'en le laissant parler lui-même :

« On avait fait usage, dit-il, de la graine d'Euphorbe-» épurge sur deux familles atteintes d'angine couenneuse, » de forme excessivement grave. Sur sept enfants et deux » adultes dont se composaient ces familles, deux enfants ont » succombé, les autres personnes ont été guéries. Dès le » début, le traitement avait consisté en ce vomitif, fré-» quemment administré. Le rétablissement est bien lent et » l'arrière-gorge présente de remarquables corrosions. Il est » vrai que chez presque tous ces malades on avait eu affaire » non à une angine ordinaire, mais à une angine gangre-» neuse. »

IV.

Quelle que soit la cause de ces génésies protéennes, leur existence rationnelle implique l'emploi nécessaire d'une médication spécifique parasiticide; et ce sont ces agents qui ont été l'objet de nos recherches.

Ces considérations nous ont ramenés sur le terrain des expériences de MM. Dutrochet et Amici, relatives à la génésie phytologique des mucédinées, vers lesquelles s'étaient aussi dirigées nos études. On se rappelle que certaines combinaisons hydrargyriques, telles que le deuto-chlorure, le sous-sulfate d'hydrargyre (turbith minéral), etc., s'opposent, d'une manière absolue, à la production des thallus de moisissure. Une fois entrés dans cet ordre d'idées, l'analogie nous a conduits à l'adoption de ces agents thérapeutiques, et l'observation clinique nous a donné raison.

Les mêmes motifs nous ont désigné l'Euphorbe. Son suc est un rubéfiant énergique, et même cathéritique. On sait que, d'un usage vulgaire dans nos campagnes, il fait disparaître les verrues. — Or, ces petits tubercules se montrent parfois en si grand nombre chez un même individu, ils se reproduisent et pullulent si opiniâtrement après leur destruction, que plusieurs médecins ont incliné vers l'existence d'une diathèse, de nature herpétique, quand ils ne se développent pas sous l'action du virus vénérien.

Quoiqu'il en soit, c'est encore par voie d'analogie que nous avons eu recours au suc des Euphorbiacées employé avec succès contre *une sorte de végétation* dans la médecine humaine, et comme parasiticide dans la médecine hippiatrique.

L'expérience a également sanctionné ces essais par une réussite qui, dans plusieurs cas, a eu lieu tout-à-fait en dehors des sels hydrargyriques, et en leur absence.

D'autres propriétés militent en faveur de l'administration des Euphorbes contre les angines couenneuses et croupales.

Ainsi ces plantes, à des doses différentes, suivant l'espèce, sont plus ou moins éméto-cathartiques, et agissent en déblayant mécaniquement les organes chargés d'enduits plastiques. En outre, elles ont été préconisées, surtout l'*Euphorbia pilulifera* (Lin.), comme anti-diphthéritiques, et comme efficaces contre l'intoxication par le venin des ophidiens, et pour relever les forces abattues. Tout récemment, le Dr Tisseire a signalé comme un remède infaillible contre les piqûres de la vipère cornue, l'*Euphorbe Guyoina*(1). Or, dans les maladies qui nous occupent, n'y a-t-il pas une intoxication (*Diphthéritique*) à neutraliser ?

Nous terminerons en déclarant que nous n'avons nullement la prétention d'avoir dit le dernier mot sur l'entité morbide qui fait le sujet de ce mémoire, mais que nous nous croyons en droit d'opposer l'apophthegme suivant à l'opinion admise jusqu'à ce jour : *Les angines couenneuses et croupales confirmées sont curables.*

Nous ajouterons que les échecs, dans la période cachectique, nous paraissent devoir être attribués, ainsi que nous l'avons insinué, *à une intoxication réelle,* à l'aide de l'élément morbide septique que l'absorption introduit dans l'économie. L'absence de pseudo-membranes dans le conduit aérien, constaté en certaines circonstances par l'examen nécropsique, la mort survenant alors sans cause mécanique et sans asphyxie, viennent à l'appui de cette opinion. Enfin, nous voyons une preuve de plus de cette imprégnation générale, à laquelle nous faisons allusion, dans les paralysies diphthéritiques et persistantes, signalées récemment par un grand nombre de praticiens.

En résumé, une substance végétative est l'élément des affections diphthéritiques ; la phlegmasie n'en est jamais qu'une complication accidentelle ; la cachexie et l'intoxication, souvent dans un bref délai, en deviennent la suite inévitable, à moins que les agents spécifiques, auxquels nous sommes arrivés par voie d'induction, ne réussissent à les prévenir. Les observations que nous présentons, extraites d'un plus grand nombre, en sont autant de preuves

---

(1) *Gazette Médicinale de l'Algérie*, 1858.

cliniques. Nous les proposons à nos confrères avec l'espoir fondé qu'ils obtiendront de notre médication des résultats semblables (1) ; ils hésiteront d'autant moins à l'adopter que, jusqu'à ce jour, les moyens usités ont constamment échoué contre ces affections, lorsqu'elles ont atteint une période avancée.

(1) Un de nos bons amis, le docteur Corbiot, qui exerce dans une contrée spécialement soumise aux ravages de l'angine couenneuse et du croup, a adopté complètement nos idées. Il emploie les substances que nous préconisons et obtient des guérisons d'autant plus promptes et nombreuses, qu'il administre le turbith, surtout à dose plus énergique.

Bordeaux, typ. Ve Justin Dupuy et Ce, rue Gouvion, 20.

www.ingramcontent.com/pod-product-compliance
Ingram Content Group UK Ltd.
Pitfield, Milton Keynes, MK11 3LW, UK
UKHW021203230726
13926UKWH00001B/284